AF494673

DU TRAITEMENT

DES FAUSSES ANKYLOSES

ET

DE LA CONTRACTURE DES MEMBRES.

POUR PARAITRE INCESSAMMENT :

DE L'INFLUENCE DES VOYAGES

SUR L'HOMME

ET SUR SES MALADIES,

Par M. DANCEL, Docteur en médecine ;

Ouvrage dans lequel il est démontré, en passant en revue chacune des maladies de l'homme, s'il est avantageux ou non de voyager pour obtenir leur guérison.

PARIS. — TYPOGRAPHIE DE COSSON, RUE S.-GERMAIN-DES-PRÉS, 9.

DU TRAITEMENT
DES FAUSSES ANKYLOSES

ET

DE LA CONTRACTURE DES MEMBRES

PAR LA COMPRESSION,

AIDÉE DE L'EXTENSION, SANS L'EMPLOI DE LA TÉNOTOMIE,

AVEC QUELQUES RÉFLEXIONS

SUR CE DERNIER MODE OPÉRATOIRE;

PAR M. DANCEL,

Docteur en médecine.

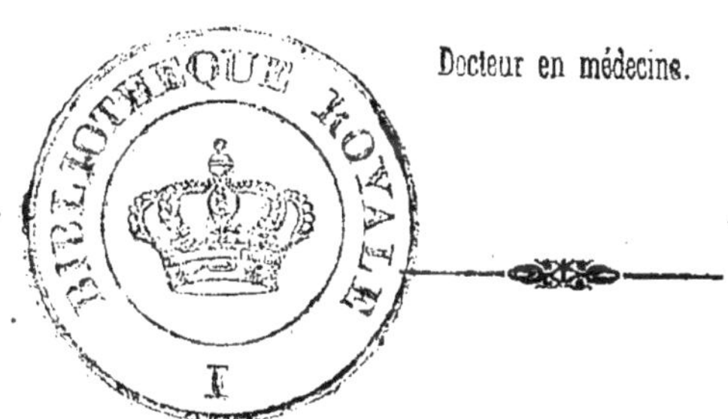

PARIS.

CHEZ J.-B. BAILLIÈRE,
LIBRAIRE,
RUE DE L'ÉCOLE DE MÉDECINE, 47.

CHEZ L'AUTEUR,
RUE NOTRE-DAME-DE-LORETTE, 18.

1843.

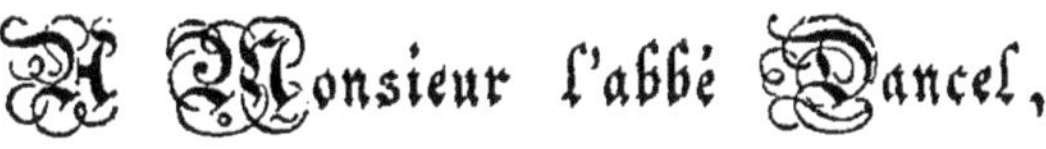

A Monsieur l'abbé Dancel,

PREMIER VICAIRE

De la paroisse de Notre-Dame-de-Lorette de Paris.

MON CHER COUSIN,

Recevez l'hommage de ce livre : il ne peut vous être indifférent ; car il y est question de procurer du soulagement à des personnes qui souffrent, et c'est à cela que vous consacrez la plus grande partie de votre vie.

Votre sincère ami.

DANCEL.

AVANT-PROPOS.

Les médecins, jusqu'à ces derniers temps, s'étaient peu occupés des difformités du corps humain. Ils ne les avaient pas étudiées dans leurs parties constituantes. Ils les traitaient en masse pour ainsi dire, avec un seul moyen, lorsqu'elles pouvaient devoir leur existence à des éléments divers qui, par leur nature et leur mode d'action, demandaient un remède différent. Ainsi, lorsqu'ils avaient affaire à une gibbosité, ils cherchaient à l'effacer tout simplement en la comprimant. Du reste ils pensaient que la cause de ces maux siégeait presque toujours dans les os.

Nous voyons encore actuellement des praticiens qui, quoique familiarisés avec la science de la physiologie de l'homme, combattent les maladies qui nous occupent d'une manière que je pourrais appeler empirique, confuse et nullement en harmonie avec les connaissances des lois qui président aux différentes attitudes du corps. La colonne vertébrale présente-t-elle une courbure vicieuse dans un des points de sa longueur? ils soumettent toute la charpente à une distension générale. Peu leur importe qu'une infinité des parties qui concourent à la formation de cette dernière ne soient pour rien dans la cause de la déviation. Ces médecins ont pour eux, disent-ils, l'expérience qui les oblige d'en agir ainsi. Mais le plus grand nombre des chirurgiens orthopédistes sont convaincus que l'on doit reconnaître pour cause la plus fréquente des courbures de l'épine une affection morbide des muscles des régions cervicales. Andry, qui vivait vers le milieu du siècle dernier, émit déjà cette opinion et traita les difformités d'après elle.

Elle est fondée sur ce principe, que tous les muscles de la vie de relation sont disposés de manière à avoir chacun un antagoniste. Comme il est dans la nature de ces organes du mouvement d'être toujours contractés, il a fallu nécessairement, pour l'ordre et l'harmonie des rapports, que leur puissance d'action respective soit balancée réciproquement. Sans cela les parties articulées sur lesquelles ils agissent simultanément n'auraient plus leur liberté de mouvements. Si les muscles fléchisseurs des doigts étaient toujours contractés plus fortement que ne pourraient le faire les extenseurs de ces appendices, il y aurait flexion permanente. Si quelque affection morbide venait à s'emparer des muscles qui se trouvent sur un des côtés de la colonne vertébrale et qui ont pour fonction de la tenir dans sa direction normale, il est certain qu'il pourrait arriver que ceux qui seraient le siége du mal n'auraient pas la même puissance que ceux du côté opposé, et alors il y aurait déviation. Voilà le raisonnement qui a présidé à la confection de toutes ces machines, variant par leurs formes et leurs dimensions et que l'on emploie pour guérir cette infirmité, en agissant seulement sur les muscles.

Mais on s'est fait encore une fausse idée de ce qui se passe dans ces difformités. Les lits et les corsets orthopédiques, les exercices gymnastiques ordonnés contre elles, tendent à faire développer les puissances d'actions, ou, ce qui est la même chose, les forces musculaires, du côté opposé à la déviation, lequel est considéré comme le plus faible parce que l'autre est plus saillant. Il suffit d'examiner les muscles des régions cervicales dans une déviation, dans une déviation latérale droite, par exemple, pour être frappé de la fausseté de cette croyance ; car on y trouve les faisceaux du sacro-spinal gauche rétractés, durs, tendus et plus courts que ceux de droite qui ont alors la consistance inhérente à une contraction ordinaire. C'est donc à gauche ici qu'il y a plus de forces, trop de forces musculaires. C'est donc de ce côté que le traitement doit être dirigé, traitement qui doit avoir pour but de faire revenir les muscles rétractés à un degré de relâchement ou de contraction normal. Des chirurgiens agissent ainsi depuis quelque temps. Ils font la section des faisceaux musculaires rétractés. Rien de plus simple et de plus rationnel pour détruire la courbure d'un corps que de couper la corde qui le tient dans cet état. Cette opération n'est pas nouvelle ; on en trouve des exemples dans les ouvrages de chirurgie les plus anciens. Culptius rapporte l'histoire d'une jeune fille affectée d'un torticolis, qui fut guérie par la section du sterno-cléido-mastoïdien, et elle a été pratiquée de temps en temps depuis. Aujourd'hui les opérateurs, frappés de la promptitude de ses résultats, éblouis par quelques beaux succès, en font un usage que j'oserais appeller immodéré, sous le nom de ténotomie (1). Aussitôt qu'un muscle est con-

(1) Τείνειν, tendre, et τομή, section. Les anciens, pour faire cette opération, coupaient et la peau et les muscles, ou bien ceux-ci étaient préalablement mis à découvert au moyen d'un caustique. Aujourd'hui on pratique, à côté du muscle ou du tendon dont on veut faire la section, une petite boutonnière par laquelle on introduit un bistouri à lame étroite (ténotome) que l'on fait manœuvrer sur les parties à couper en les intéressant seulement, puis on

tracté spasmodiquement depuis un temps plus ou moins long, ou qu'un tendon ou une aponévrose se font trop sentir sous la peau, on en fait la section, n'importe l'endroit où ils se rencontrent ainsi, que ce soit au tronc, au col, ou aux membres. Cependant cette opération est loin d'être sans dangers, comme on est en général porté à le croire. La mort en a été la suite plusieurs fois à ma connaissance. D'après un relevé publié recemment d'un certain nombre de personnes traitées par ce moyen orthopédique, il en résulte une mortalité qui doit faire apporter plus de réserves dans son emploi (1) et en faire chercher un autre moins dangereux.

Mais faut-il toujours nécessairement couper un muscle pour détruire une contraction spasmodique dont il est affecté? Cet état morbide est d'une nature nerveuse, c'est un spasme qui doit être susceptible de guérison sans l'instrument tranchant. Les observations qui vont suivre le

le retire par la petite ouverture (méthode sous-cutanée).

(1) Relevé de M. Guérin.

prouveront, je pense, en démontrant que la compression aidée de l'extension peut souvent, dans la rétraction des muscles, remplacer la ténotomie. Elles ont été prises les unes dans ma pratique, lorsque j'exerçais en province, et une autre à l'Hôtel-Dieu de Paris, dans le service de M. le professeur Blandin, qui a eu la complaisance d'y admettre une malade qui m'était adressée de Normandie et à laquelle j'ai donné des soins avec la permission de ce savant chirurgien. Qu'il veuille bien en recevoir ici le témoignage de ma reconnaissance!

DU TRAITEMENT

DES FAUSSES ANKYLOSES

ET

DE LA CONTRACTURE DES MEMBRES.

PREMIÈRE OBSERVATION.

Henriette Cannevin, âgée de vingt-quatre ans, ouvrière, demeurant à Valognes (Manche), rue du Gravier, est d'une forte constitution ; elle exerce l'état de couturière. Le 24 février 1841, elle tomba malade étant à sa journée, et on la transporta chez elle sans connaissance. Le médecin qui fut appelé jugea à propos de lui pratiquer une saignée qu'il fit au bras gauche. Une tumeur grosse comme un œuf de pigeon survint aussitôt à l'endroit de la saignée ; une suppuration s'y établit, et quinze jours après cet abcès n'était pas encore guéri. Une deuxième saignée ayant été nécessaire à cette époque fut faite au bras droit. La malade, cette fois, avait repris ses sens, et lorsqu'elle reçut le coup de lancette, elle se plaignit de la douleur assez vive qu'elle en ressentit. Une tumeur se développa également aussitôt à cette saignée comme à l'autre, et augmenta tellement dans la journée que la fille Cannevin fut obligée de faire lâcher la bande qui avait été placée dessus. Le lendemain, cette tumeur était du volume d'un très gros œuf de poule. De vives douleurs s'y faisaient sentir. Le médecin ordonna d'appliquer dix sangsues, puis des cataplasmes émollients matin et soir. Le bras blessé fut plongé chaque jour, pendant six semaines, dans des bains d'eau tiède où l'on avait fait bouillir des espèces émollientes, telles que morelle, mauve, guimauve, son, etc.; au bout de ce temps, l'abcès qui s'était formé s'ouvrit et il en sortit une assez grande quantité de pus. C'est alors seulement que dix autres sangsues furent ordonnées et mises à la saignée malade. La plaie cessa peu à peu de couler et se cicatrisa au bout de vingt-cinq jours environ, pendant lesquels les bains et les cataplasmes émollients avaient été continués; mais la fille Cannevin souffrait toujours à l'endroit où la dernière saignée avait été faite. Le mouvement dans l'articulation du coude était perdu ; le bras avec l'avant-bras formait un angle aigu. Des frictions, faites avec diverses pommades et avec différents liniments, des vésicatoires volants appliqués sur le bras et l'avant-bras, n'empêchèrent pas les accidents d'augmenter ; les doigts se fléchirent, la main elle-même, tirée fortement dans le sens de l'adduction, établit un angle permanent avec l'avant-bras. La malade souffrait horriblement des douleurs que lui causaient les ongles des doigts fermés en lui entrant dans les chairs de la main. Pour combattre ce dernier accident, l'on fit tourner une cheville en bois de la forme d'une carotte, et on l'introduisit avec beaucoup de difficulté entre les doigts et la main ; cependant cette cheville n'avait que deux centimètres et demi de diamètre par sa grosse extrémité. Elle fut une nouvelle cause de douleurs et ne put être supportée que huit jours. Les doigts, dont la contraction paraissait être augmentée par sa présence, s'aplatissaient sur ce corps étranger que l'on fut forcé d'ôter ; l'on mit à sa place une compresse doublée.

La malade fit prendre à son bras des bains de sang de bœuf et des douches. Deux fois par jour une personne très forte cherchait à lui re-

BIBLIOTHÈQUE ROYALE

dresser les doigts, et ce redressement n'a jamais été assez grand pour permettre de couper les ongles qui, une fois coupés, auraient occasioné moins de douleur. Toutes les semaines, deux hommes vigoureux tentaient de faire disparaître l'ankylose du coude; pour cela, la malade était assise sur une chaise solide, et l'un d'eux, placé derrière elle, la saisissait par le corps, et la tenait dans cette position pendant que l'autre tirait sur l'avant-bras pour le redresser. Cette traction était portée aussi loin que la fille Cannevin pouvait la supporter; c'était pendant quelques minutes seulement, car bientôt elle demandait que l'on cessât, à cause des affreuses douleurs qu'elle éprouvait et qui lui faisaient pousser des cris à être entendue dans le voisinage; cette opération n'a jamais agrandi l'angle de l'ankylose. Il y avait déjà trois mois que cette fille supportait ces traitements lorsque son médecin, la jugeant incurable, demanda au maire de Valognes de la faire placer à l'hospice, comme étant atteinte d'une maladie qui la mettait dans l'impossibilité de gagner sa vie; mais elle ne put se décider à y entrer. Elle aima mieux vivre de secours et essayer encore de l'usage des bains de sang de bœuf et des douches.

L'on commençait, à cette époque, à avoir

connaissance en province des succès qu'obtenait à Paris la ténotomie, et le médecin de la fille Cannevin lui conseilla de se faire couper les tendons des muscles rétractés (c'était vers le 15 mai, trois mois après avoir été saignée). Il appela en consultation un confrère qui fut de son avis; mais, avant de se soumettre à l'opération, la malade désira avoir l'opinion de tous les autres médecins de la ville. Une réunion générale fut fixée; quatre médecins appelés furent contremandés : je fus de ce nombre. Ceux qui s'y rendirent ne purent s'accorder. Alors la fille Cannevin prit la résolution de s'adresser aux médecins de Cherbourg, où elle se rendit. Les uns furent pour la *ténotomie*, les autres contre; l'un d'eux conseilla de faire appliquer la potasse caustique sur le trajet des tendons des muscles rétractés avant d'en faire la section (1). Cette diversité d'opinions désespéra la malade, qui revint à Valognes sans se faire opérer.

A son retour, elle me montra son bras; il présentait les accidents que j'ai rapportés; de plus j'observai que l'épaule du côté du membre

(1) C'était, comme on l'a vu dans l'avant-propos, le procédé opératoire mis souvent en usage au commencement du siècle dernier.

malade était de trois centimètres plus basse que l'autre; les mouvements y étaient bornés et difficiles. L'ankylose du coude formait un angle aigu, et, ainsi qu'il a été dit, la main en pronation formait, dans le sens de l'adduction, un angle presque droit avec l'avant-bras. La pulpe des doigts fléchis sur toutes leurs articulations appuyait fortement contre le fond de la main, dont elle était séparée par une compresse double. Les muscles qui s'attachent d'une part à l'humérus et de l'autre au scapulum, ainsi que ceux du bras et de l'avant-bras, étaient plus durs que dans l'état normal; en les palpant on les trouvait comme tendus. Le tendon du biceps brachial et ceux des muscles fléchisseurs de la main et des doigts étaient saillants sous la peau d'une manière morbide. La veine céphalique, sur laquelle on a toujours saigné au bras droit, présentait six cicatrices provenant de saignées faites depuis plusieurs années. C'est au milieu de ces cicatrices que la saignée qui a occasioné les accidents a été pratiquée ; il y existait une grande dépression. Sensibilité normale dans tout le membre. Je cherchai à redresser le petit doigt; mais ce fut inutilement, et la fille Cannevin me dit que je le lui romprais plutôt que d'y parvenir, que les garçons de la boucherie où elle allait prendre des bains de sang de bœuf avaient pour cela déployé plus de forces que je ne le pourrais faire. Je pris alors une bande de forte toile d'une longeur convenable, et je comprimai fortement l'avant-bras et le bras au moyen du bandage roulé. J'attendis quelques instants, puis je recommençai mes tentatives de redressement. Je parvins, au grand étonnement de la malade, à relever les doigts les uns après les autres, et assez pour placer entre eux et le fond de la main un tampon de l'épaisseur de deux centimètres environ; alors j'ôtai le bandage compressif, pour le réappliquer de suite sur ces parties, en y comprenant, cette fois, la main.

Le lendemain, 9 juin, la malade me dit qu'elle avait peu dormi; qu'elle avait ressenti toute la nuit dans la main et l'avant-bras des battements qui l'avaient agacée. L'angle formé par la main sur l'avant-bras, dans le sens de l'adduction, était un peu plus obtus. Le pouce, qui présentait la veille une flexion insurmontable de la deuxième phalange sur la première, était droit; l'on pouvait sans beaucoup d'efforts l'éloigner de l'indicateur, sur lequel il m'avait paru comme collé. Je pus relever les uns après les autres tous les doigts, et placer entre eux et le fond de la main un tampon double en épaisseur à celui qui y avait été mis le jour précédent. Je bornai là mes tentatives de redressement; je comprimai de nouveau la main et l'avant-bras au moyen du bandage roulé, croyant que la compression, bien que ses effets eussent été instantanés, devait agir encore plus efficacement avec le temps.

Le lendemain, 10, la fille Cannevin se plaignit d'avoir été réveillée par les douleurs de la compression. La main, que je n'avais pu encore mettre en supination, s'y laissa tourner assez facilement; j'en appliquai la face dorsale sur un de mes genoux. Je passai ma main droite sous les doigts malades, à la place du tampon, et je parvins, en allant doucement, à les mettre presque droits. Je les entourai les uns après les autres d'un petit bandage roulé, ainsi que la main, l'avant-bras et le bras. Je plaçai une attelle de bois d'une largeur convenable sur la région antérieure de l'avant-bras, et qui, partant de la saignée, venait jusqu'au bout des doigts, en passant dans la main. Je la fixai dans cette position au moyen d'un second bandage roulé, dans lequel elle était comprise avec les doigts, la main et l'avant-bras.

Pendant trois jours ce pansement fut renouvelé. Le quatrième, la main était dans une position naturelle sur l'avant-bras. Jusqu'à ce jour, la malade n'avait pu encore faire exécuter aucun mouvement volontaire à ses doigts. Le 16 juin, lorsque ces derniers sont entourés chacun de leur bandage roulé, ainsi que la main et l'avant-bras, elle les fléchit et les étend un peu; mais si l'on dégage toutes ces parties de leurs liens, les doigts se fléchissent d'eux-mêmes de nouveau, en occasionant de vives douleurs dans le fond de la main et dans toute la région antérieure de l'avant-bras, jusqu'à la saignée. L'angle que formait l'ankylose du coude s'est agrandi : d'aigu qu'il était, il est aujourd'hui obtus. Les mouvements de l'épaule sont plus libres, le tendon du biceps fait toujours une forte saillie sous la peau. Toutes les parties malades sont de nouveau entourées d'un bandage roulé, et l'attelle est supprimée. Ce pansement est continué pendant huit jours et renouvelé chaque matin.

Le 24 juin, le mieux, qui avait augmenté tous les jours, présenta les résultats suivants : la fille Cannevin ayant les doigts, la main et l'avant-bras débarrassés de leurs liens, peut, avec le pouce et l'indicateur, saisir, tenir quelque temps, puis lâcher à volonté un morceau de linge. L'épaule, dont les mouvements sont devenus libres, est de la hauteur de l'autre. L'avant-bras s'étend bien sur le bras. Le tendon du biceps a repris son état naturel.

Le 30 juin, cette jeune personne commença de nouveau à se servir de sa main droite pour travailler.

Cette rétraction avait résisté pendant quatre mois à tous les moyens employés pour la détruire. Les liniments, les pommades, entre autres la pommade stibiée, si vantée à cette occasion, avaient échoué. Les forces mécaniques directes auraient amené quelque fracture ou la déchirure des muscles plutôt qu'un relâchement. Il semblait même qu'en les employant la contraction spasmodique augmentait encore, puisque les doigts finissaient par s'aplatir sur la cheville introduite entre eux et la main. Ce fut à la fin de ces vaines tentatives que douze à quinze médecins ne virent d'autre moyen de guérison que la ténotomie.

J'habitais encore Valognes au mois de septembre 1842, et j'avais l'occasion d'y rencontrer quelquefois cette fille travaillant à la couture et à l'état de blanchisseuse, ne se plaignant jamais du bras qui avait été malade.

DEUXIÈME OBSERVATION.

Le 28 mai dernier (1843), deux ans après sa guérison, la personne qui fait le sujet de l'observation précédente vint me trouver à Paris pour son bras et sa main, qui étaient encore une fois fléchis d'une manière permanente. Elle me dit que depuis environ six semaines et à la suite d'un travail forcé, puis de douleurs assez vives dans son membre supérieur droit, celui-ci s'était contracté en moins de vingt-quatre heures comme je le voyais; que les médecins qui lui avaient donné des soins en province n'avaient pu parvenir à le lui redresser, et qu'elle était venue dans l'espérance que je lui redonnerais l'usage de son membre malade. Elle se décida, sur mes conseils, à entrer dans un hôpital. Je la conduisis le lendemain matin à l'Hôtel-Dieu où je la présentai à M. Blandin, qui, comme membre de l'Académie royale de Médecine et comme rapporteur d'un mémoire que j'avais adressé à cette société savante, avait connaissance des moyens qui m'avaient réussi pour la guérison des membres contracturés. Ce professeur observa en effet que Henriette Cannevin avait les muscles qui s'attachent d'une part à l'humérus, et de l'autre au scapulum ou au tronc, frappés de contraction spasmodique; de sorte que les mouvements de l'épaule étaient excessivement bornés et très difficiles. Le tendon du biceps faisait une forte saillie sous la peau, et ce dernier muscle ainsi que ceux du bras et de l'avant-bras étaient durs au toucher. Le mouvement était perdu dans l'articulation du coude qui formait un angle droit. La main était fermée, et la pulpe des doigts appuyait fortement sur la paume de la main, dont ils étaient séparés par une compresse doublée pour empêcher les ongles d'entrer dans les chairs. Cette fille entra le lundi, 29 mai, à l'hôpital, dans le service de M. le professeur Blandin, et fut couchée au n° 19 de la salle S. Paul. Le lendemain matin, à la visite, M. Blandin voulut bien, sur ma prière, établir au moyen du bandage roulé une forte compression sur l'avant-bras et le bras malades. A peine cela fait, je m'emparai des doigts fléchis que je redressai, sans trop d'efforts, les uns après les autres. Alors on défit le bandage appliqué, et on entoura d'un autre semblable, mais moins serré, chacun des doigts, puis la main, l'avant-bras et le bras. Celui fait de prime abord sur ces deux dernières parties n'avait eu pour objet que de paralyser, anéantir même la puissance musculaire, et favoriser ainsi l'ouverture de la main : plus longtemps continué, il eût occasioné infailliblement la gangrène. Un attelle en forme de main fut appliquée à la face interne du membre, depuis le coude jusqu'aux doigts, et on l'y assujétit avec une bande. Cet appareil fut laissé en place le reste de la semaine jusqu'au dimanche matin. Ce jour-là les mouvements de l'épaule étaient plus libres, le biceps, quoique encore contracté, s'était allongé, et l'angle du coude paraissait plus grand. J'ôtai l'attelle, et je resserrai le bandage roulé, entourant chacun des doigts, la main, l'avant-bras et le bras. Après ce pansement, la malade put faire exécuter quelques mouvements de flexion et d'extension aux doigts, de rotation et d'extension à l'avant-bras, d'élévation au bras. A la visite du lendemain, on ôta la bande, et le surlendemain la fille Cannevin, ayant retrouvé l'usage ordinaire de son membre supérieur droit, sortit guérie de l'hôpital. Elle est restée jusqu'au 5 juillet à Paris, d'où elle est retournée dans son pays. Depuis sa sortie de l'hôpital, le 6 juin, jusqu'au jour de son départ, elle a aidé à faire le service de sa sœur qui est bonne, rue Rochechouart, n° 60, et elle est allée à sa journée comme couturière.

—

La fille Cannevin, à qui on a pratiqué la phlébotomie à plusieurs reprises, sans qu'il lui en soit rien arrivé de facheux, doit-elle attribuer les accidents qu'elle vient d'éprouver à la manière dont la section des veines a été faite les deux dernières fois (1)? L'abcès du bras droit ayant été six semaines à s'ouvrir, faut-il croire qu'il était sous-aponévrotique? quelqu'une des ramifications du nerf brachial cutané externe aurait-elle été irritée par le travail inflamma-

(1) Lorsque l'on s'est servi d'une lancette malpropre, ou qui coupait mal, l'irritation très vive causée par l'action de cet instrument a été suivie plusieurs fois d'abcès très douloureux, érysipélateux, etc.; mais je suis persuadé que telle n'a pas été ici la cause des accidents. On a encore rangé parmi les dangers de la saignée la piqûre du tendon du biceps et celle de l'aponévrose. Cette opinion des anciens, qui fut fortement appuyée par Fabrice de Hilden, ne peut plus être admise aujourd'hui que l'on sait que le système fibreux jouit de propriétés vitales trop peu développées pour que ses blessures donnent lieu à un travail inflammatoire et désorganisateur.

toire qui a eu lieu lors de la formation de l'abcès? ou bien la lancette aurait-elle blessé ce nerf? Car comment être certain de ne jamais atteindre un nerf avec la lancette? Leur petitesse, l'irrégularité de leurs distributions, l'insuffisance des signes qui indiquent leur présence, ne permettent pas au phlébotomiste de connaître qu'une veine qu'il va piquer est placée sous un filet nerveux ou couvre l'un de ces organes.

Ambroise Paré a observé les funestes effets de la piqûre d'un filet nerveux sur la personne de Charles IX. « Le roy ayant la fièvre, rapporte ce grand chirurgien, son premier médecin M. Chapelain, et M. Castellane, aussi médecin de S. M. et premier de la reine sa mère, ordonnèrent de le saigner, et pour ce faire on appela un qui avoit le bruit de bien saigner, lequel, cuidant faire ouverture à la veine, piqua le nerf, qui fit promptement escrier le roy, disant avoir senti une très grande douleur, par quoi assez hautement je dis qu'on desserrast la ligature, autrement que le bras s'enflammerait bien fort : ce qui advint subit avec une contraction du bras, de manière qu'il ne le pouvoit fléchir ni étendre librement, et y estoit la douleur extrême, tant à l'endroit de la piqûre que de tout le bras : pour le premier et le plus prompt remède, j'appliquay un petit emplâtre de basilicon, de peur que la plaie ne s'agglutinast, et par-dessus tout le bras des compresses imbues en oxycrat avec une ligature expulsive commençant au carpe et finissant près de l'épaule, pour faire renvoi du sang et esprit au centre du corps, de peur que les muscles ne receussent trop grande fluxion, inflammation et autres accidens. » Ambroise Paré conseilla de panser la plaie avec de l'huile de térébenthine assez chaude, d'autres stimulants, et quelque temps après avec des résolutifs. Le roi guérit, mais il demeura trois mois et plus avant de pouvoir bien fléchir et étendre le bras (1).

La fille Cannevin, qui avait été déjà saignée huit ou dix fois sans accident, ne peut être classée au nombre de ces personnes comme on en trouve rarement, il est vrai, chez lesquelles il est impossible de faire une section de veine sans que la petite blessure qui en résulte ne s'enflamme ou ne s'abcède. Mais ne peut-on pas dire qu'elle se trouvait, lors des dernières saignées, dans une disposition spéciale et morbide? Ce sont des questions difficiles à résoudre. Toujours est-il qu'on ne peut croire que cette contracture du membre supérieur droit fût directement

(1) *Dictionnaire des sciences médicales.*

l'effet d'un action cérébrale. On a vu souvent des contractures, des flexions permanentes, des contractions spasmodiques, être occasionées par certaines maladies du cerveau, telles que la catalepsie, les convulsions des enfants, l'épilepsie, etc.; mais, chez la malade qui nous occupe, on est obligé de reconnaître dans les muscles un travail morbide qui pervertit l'influx nerveux et peut être la cause que la volonté ou l'action cérébrale ne soit plus maîtresse des mouvements qu'elle voudrait y faire exécuter. En physiologie, on admet que l'intensité, la mesure, la durée de la contractilité musculaire, sont réglées par l'influx cérébral, que cette contractilité n'est pas le produit direct de l'action d'incitation du cerveau, mais le fait propre du muscle qui est doué d'un principe spécial, à lui, vital. On peut donc admettre également que ce dernier principe est, dans certaines circonstances, malade, perverti, au point d'amener du désordre dans les contractions musculaires; et c'est ce qui a eu lieu à la suite des douleurs qui ont existé dans le bras sur lequel on a fait la dernière saignée. Lors de la première contracture qu'eut cette fille, en 1841, à une époque du traitement où il n'était plus besoin d'attelle, elle pouvait remuer naturellement les doigts et la main lorsqu'ils étaient comprimés ; mais si je les dégageais de la compression, ils se fléchissaient de nouveau ou restaient dans la position qu'on leur donnait (1). Ainsi, avec la compression l'action cérébrale commandait à tous les mouvements : sans la compression, elle n'en était plus maîtresse. C'est que le principe morbide n'était pas encore détruit ; aussi je continuai le remède fait jusque-là avec des bandes qui, à une époque que je puis appeler la convalescence, furent remplacées par une mitaine à lacet.

Les médecins qui ont traité à Valognes notre malade dans la rechute qu'elle vient d'avoir, rechute qui était loin d'être de la gravité du premier accident, ces honorables confrères, dis-je, étaient parvenus à redresser en partie les doigts, qu'ils fixèrent alors sur une pièce de bois appropriée; mais aussitôt qu'on ôtait cette attelle ils se fléchissaient de nouveau, et par conséquent la guérison n'arrivait pas. En redressant ainsi les doigts, puis les attachant à une attelle, on combattait seulement l'effet de la maladie, et non la cause qui était toujours là et qui faisait infléchir les doigts quand ils n'étaient plus retenus. Il eût fallu avec ce dernier moyen entou-

(1) Voyez page 23.

rer chacune des parties malades d'une compression qui aurait détruit en peu de temps la cause du mal, ainsi que cela nous a réussi à l'Hôtel-Dieu. Il n'est pas nécessaire que cette compression soit très forte. Il ne faut pas qu'elle aille jusqu'à empêcher l'action cérébrale et la circulation dans les vaisseaux (ce dernier mode ne devant être mis en usage que pour un instant seulement lorsqu'on a besoin d'y recourir); on doit la faire d'une force qu'il est difficile de déterminer précisément, mais qui peut aller jusqu'à occasioner des douleurs aux malades chez lesquels on la pratique. Nous avons encore été à même d'observer, chez cette fille, qu'il n'est pas indispensable de comprimer tout un muscle pour modifier son état vital, pour détruire le spasme ou la convulsion qui existe chez lui. Une portion seule suffit; ainsi, la fille Cannevin présentait, en 1841, une contracture des muscles de l'épaule droite tellement forte que cette partie était plus basse que l'autre de plusieurs centimètres, avec absence à peu près complète du mouvement. Cette contracture cessa au moyen du bandage roulé qui ne put être et ne fut pratiqué que jusque sur une portion inférieure des fibres du deltoïde, du coraco-brachial, etc.

TROISIÈME OB ERVATION.

Mademoiselle X..., âgée de vingt ans environ, demeurant à Valognes, rue de la Sarde, fut atteinte, au mois d'octobre 1840, d'une fièvre bilieuse qui dura à peu près un mois, puis d'une fièvre intermittente à laquelle succédèrent des douleurs rhumatismales qui occupèrent en définitive le membre inférieur du côté droit. L'articulation tibio-tarsienne se prit, et au bout de trois semaines, pendant lesquelles de vives douleurs s'étaient fait sentir le long du tibia, un abcès fistuleux se fit jour un peu au-dessus de la malléole interne. Le médecin qui donnait des soins à cette demoiselle crut que le mal avait son siège dans cette articulation qui du reste était gonflée et sans mouvement; il pensa avoir affaire à une tumeur blanche parvenue au dernier degré. La petite plaie était pansée avec de l'onguent de la mère, et des cataplasmes furent mis longtemps sur l'articulation. Mademoiselle X... fit prendre à son pied des bains de sang de bœuf. Le travail inflammatoire ayant diminué, le mal devint plus supportable et la malade put marcher sur des béquilles. Il y avait six mois qu'elle allait ainsi sans pouvoir mettre le pied affecté le moindre peu à terre, lorsque je fus appelé pour la traiter : c'était le 22 juin 1841. Elle était, depuis sept mois, soumise au traitement suivant : tisane de houblon, vin de gentiane, sirop de raifórt composé. L'action si longtemps continuée de ces médicaments excitants avait fini par occasioner de fortes palpitations de cœur, des spasmes et des suffocations qui, chaque soir, prenaient un surcroît de force et empêchaient mademoiselle X. de pouvoir sommeiller avant une ou deux heures du matin. Je fis supprimer tous ces remèdes et bientôt la malade vit ces accidents diminuer, puis disparaître tout-à-fait. Son pied, lorsque je le vis pour la première fois, était dans la plus grande extension sur la jambe ; l'œdème dont il était le siége était si considérable que les doigts en étaient en partie recouverts. Ce pied était aussi bombé en dessous qu'audessus. Les malléoles étaient tout-à-fait impalpables au milieu de cette infiltration qui occupait aussi la jambe dans ses trois quarts inférieurs. Le pus qui sortait par l'ouverture fistuleuse n'avait jamais charrié ni portions d'os ni grumeaux. Il me parut être un vrai produit de partie molle en décomposition. La sonde trouvait les limites du foyer qui n'allait pas jusqu'à l'articulation. Pas de mouvement dans l'articulation. Mademoiselle X... ne pouvait toucher la terre, même du bout du pied malade, sans éprouver une douleur qui la forçait à le relever aussitôt, et c'est une des causes qui avaient alarmé; on avait supposé de grands désordres dans l'intérieur même du pied; mais je jugeai, bientôt après l'avoir touché, que cette douleur venait de la peau qui, par sa grande distension occasionée par l'œdème, avait acquis un degré de sensibilité porté à l'excès. La malade dans la station droite ne pouvait toucher le sol que du bout de ce pied; si elle voulait le faire porter à plat, elle le mettait en avant, puis pliait la jambe saine. Cela avait fait croire à un raccourcissement du membre pelvien, lequel serait survenu à la suite des douleurs rhumatismales. Je ne savais qu'en penser d'abord, mais je fis mettre cette demoiselle sur un lit, et, le bassin étant dans une position droite, je vis que les genoux étaient vis-à-vis l'un de l'autre, que la malléole interne du côté sain correspondait au lieu où devait se trouver l'autre malléole interne alors cachée par l'œdème. J'expliquai donc cette impossibilité de mettre le pied à plat sur le sol (la personne étant droite) par la fausse ankylose de l'articulation tibio-tarsienne qui tenait ainsi le pied étendu sur la jambe. Il n'y avait donc pas de raccourcissement.

Je pansai la petite plaie avec du cérat saturné, sur une compresse fenêtrée et un peu de charpie recouverte d'une compresse ordinaire; j'entourai le pied et la jambe d'un bandage roulé, modérément serré, et je conseillai à mademoiselle X. de tenir, lorsqu'elle quitterait son lit, son membre malade dans une position horizontale, en le plaçant sur un meuble propre à ce but. Je renouvelai le bandage toutes les douze heures pendant trois jours; le quatrième, l'œdème avait disparu. Deux semaines de ce traitement suffirent pour faire cicatriser la petite plaie de la malléole et pour enlever le gonflement de l'articulation tibio-tarsienne. Celle-ci était toujours sans mouvement; son défaut de liberté tenait évidemment pour moi à la contraction permanente des muscles qui prennent attache au fémur ou à la jambe, et dont les tendons viennent se fixer aux os du pied. On trouvait en effet ces muscles durs au toucher et comme tendus. J'employai alors une compression plus forte, renouvelée chaque matin et continuée pendant deux mois; au bout de ce temps, les mouvements de l'articulation étaient complètement revenus, et mademoiselle X. pouvait marcher sans canne dans sa chambre et dans le jardin. Plus tard, je fis remplacer la bande par un bas lacé et cette jeune personne a fait des promenades, des courses, enfin a repris le genre de vie qu'elle avait avant sa maladie.

—

La compression a agi, dans cette dernière observation, de deux manières différentes : modérée d'abord, elle a fait disparaître l'œdème; car ainsi faite elle donne de la force aux parties comprimées, en soutenant les parois des veines et en facilitant, vers le tronc, le retour du sang veineux, qui n'a point de qualité nutritive et dont la stagnation ne peut qu'entretenir un œdème, s'il existe, et avoir des effets débilitants. En la faisant d'abord ainsi, nous voulions une action tonique et fortifiante. Ensuite, plus fortement appliquée, elle a détruit la rigidité permanente des muscles, qui tenaient le pied étendu sans mouvement sur la jambe; faite de cette dernière manière, elle a eu un effet débilitant. Elle a agi dans le sens que nous cherchons à obtenir lorsque nous l'employons contre les cancers, à l'exemple de notre habile maître, M. Récamier.

QUATRIÈME OBSERVATION.

Dans le courant du mois de juin 1842, la femme d'un nommé Poutas, maréchal-ferrant à Valognes, rue Siquet, m'apporta sa fille, âgée d'environ cinq ans, qui était dans l'impossibilité de marcher depuis sept à huit mois. Cette enfant était d'un tempérament lymphatique et n'avait jamais eu de forte maladie. Le mal qui l'empêchait de marcher avait commencé par un petit dépôt situé vis-à-vis et en arrière de la malléole externe de la jambe droite. Ce dépôt, survenu sans cause connue, n'était pas ouvert et présentait à sa surface un point bleuâtre, lorsqu'un médecin, qui fut appelé alors, en fit l'ouverture par un coup de lancette, qui donna issue à une petite quantité de pus. Il conseilla de panser avec un peu de linge enduit de cérat cette plaie qui semblait devoir guérir en quelques jours. Il en fut autrement : elle avait été jusque-là indolente; elle devint aussitôt le siége de douleurs assez vives (1). Une grande suppura-

(1) Cet abcès était-il du nombre de ceux dont parlent les auteurs, et entre autres Dupuytren, qui dit que : « Développés (certains abcès), sans causes appréciables, chez

tion s'y établit; le gonflement s'empara de l'articulation tibio-tarsienne et d'une portion du pied, qui perdit tout mouvement sur la jambe, étant resté dans sa plus grande extension. Plusieurs médecins furent consultés, et différents remèdes furent employés pendant près d'un an contre cette maladie, qui augmentait plutôt que de diminuer. Lorsque je la vis, l'ouverture de l'abcès était entourée d'un bourrelet considérable de chairs bleuâtres qui, par leur disposition, formaient le cul-de-poule (1). Le pus sortait lorsque l'on pressait autour de cette ouverture; il sortait encore lorsque l'on appuyait sous la plante du pied, dont la voûte était effacée par le gonflement; le talon était tendu, rouge et en-

les sujets lymphatiques, ou dont la constitution a été détériorée par des maladies antérieures, ils ne doivent être ouverts qu'après qu'on a remédié, par des médications internes convenables, aux dispositions organiques qui ont favorisé leur apparition? » (*Dictionnaire de médecine et de chirurgie pratiques.*)

(1) Cette disposition des parties à l'ouverture d'un abcès fistuleux a été jugée comme un des signes qui dénotent une affection scrofuleuse. Il faut, je pense, se méfier d'un tel jugement; car j'ai été souvent à même d'observer de telles chairs et ainsi disposées chez de très bonnes constitutions, lorsque l'affection était ancienne et siégeait aux membres inférieurs.

flammé. Cette rougeur du talon avec gonflement, cette sortie du pus par la plaie lorsque l'on pressait la plante du pied, me firent d'abord songer à pratiquer une contre-ouverture à l'endroit où la rougeur était plus prononcée ; mais, après l'avoir palpé, je reconnus qu'il y avait encore une assez grande épaisseur de tissus entre le foyer purulent et la peau. Ensuite je songeai que les plaies du talon sont d'une cicatrisation longue et difficile (1) ; je remis donc à la faire plus tard si besoin advenait. Je pris des bandelettes de diachylon larges d'environ trois centimètres et longues de quarante, j'en appliquai le milieu sous le pied et sous le talon, et

(1) Les plaies du talon demandent, comme celles des autres parties des membres inférieurs, le séjour au lit, ou au moins une position horizontale. Cette précaution, absolument nécessaire pour réussir, a le grand inconvénient de pouvoir altérer la santé des blessés par un long séjour au lit, lorsque les plaies sont longtemps à guérir. La position horizontale a pour but d'empêcher les humeurs de stagner dans la partie malade, d'où elles sont obligées de remonter contre leur propre poids. J'ai obtenu le même but en faisant porter une jambe de bois sur laquelle le blessé adapte le genou du pied malade ; celui-ci se trouve ainsi dans une position horizontale par rapport à la jambe, et le sujet put se promener, vaquer même à ses affaires, sans entraver la marche de sa guérison.

j'en ramenai les chefs à la partie inférieure de la jambe en les faisant croiser sur le coude-pied. J'en couvris ainsi exactement les parties malades ; puis, avec une bande de linge large de six centimètres et longue de deux mètres, je fis un bandage roulé qui, prenant depuis les orteils, allait jusqu'à mi-jambe. Par ce pansement, le talon et la plante du pied étaient soutenus et rapprochés des parties dont ils étaient séparés par la collection de pus qui stagnait habituellement au fond du vaste clapier, qui devenait chaque jour plus considérable et dont le trop plein seulement sortait par l'ouverture fistuleuse; mais le membre étant ainsi comprimé, le pus était forcé de sortir aussitôt sa formation. Le gonflement du pied et de l'articulation diminuant chaque jour, je fus obligé de resserrer les bandelettes également tous les jours ; puis je ne les levai que lorsqu'elles se trouvaient ou un peu décollées ou gâtées par la suppuration qui, sous l'influence de ce pansement, diminua peu à peu, puis disparut. Les chairs bleuâtres et blafardes du pourtour de l'ouverture fistuleuse, ayant été longtemps comprimées, se trouvèrent réduites à un petit volume; ce qui en resta fut touché plusieurs fois par la pierre infernale et ainsi enlevé.

Le pied étant depuis près d'un an étendu sans mouvement sur la jambe, les muscles jumeaux et soléaire étaient contractés dans cette position et avaient une raideur et une tension qui paraissaient d'abord insurmontables. Un bandage serré allant depuis le pied jusqu'au genou détruisit cette raideur musculaire en quatre ou cinq semaines, et puis la petite fille marcha bien.

—

Parmi les personnes qui boitent toute leur vie, il y en a un grand nombre qui doivent cette infirmité à une rétraction permanente des muscles qui agissent sur l'articulation qui fut le siége d'une longue maladie ou au voisinage de laquelle il en exista longtemps, telle que abcès, rhumatisme, etc. Ces maladies principales une fois guéries, on a négligé de faire disparaître la rigidité, la contraction spasmodique des muscles qui ont fini par être frappés d'une véritable rétraction continuelle. La compression nous a parfaitement réussi à enlever la rigidité, la contraction permanente qui existaient chez les deux personnes qui avaient eu l'articulation tibio-tarsienne longtemps sans mouvement et dont nous venons de rapporter les observations. La section du tendon d'Achille n'était pas nécessaire dans ces derniers cas, la compression a suffi et je pense qu'elle suffirait dans beaucoup d'autres où l'on coupe les tendons ou les muscles contractés avec un empressement extraordinaire.

Lorsqu'il y a adhérence des tendons dans leur gaîne, leur section ne peut être utile à une contracture. Ce serait plutôt leur dissection qu'il faudrait employer; mais la compression peut guérir cet accident, comme chez la fille Cannevin, qui avait bien une adhérence des tendons dans leurs gaînes, n'y eût-il pour preuve de cette dernière complication que les douleurs vives qu'elle ressentit dans leur trajet lorsqu'on lui redressa les doigts.

CINQUIÈME OBSERVATION (1).

Un homme âgé de quarante-sept ans, exerçant la profession de sommelier, et par conséquent exposé au froid humide des caves, s'est présenté à la consultation de M. Guérin pour être guéri d'une arthrite du genou et d'une rétraction de l'aponévrose palmaire.

Nous ne reviendrons pas sur la description du dernier de ces deux états morbides, si parfaitement décrit par Dupuytren et dont il a été question dans ce journal (117). Une chose à remarquer cependant, au point de vue étiologique, et qui, comme on le verra, n'est pas sans influence sur le traitement de la maladie, c'est l'intervention du vice rhumatismal dans le développement des symptômes qui caractérisent ce genre de rétraction. Dupuytren, à la vérité, a nié le fait; mais M. Guérin pense que s'il n'est pas général, du moins on ne peut le méconnaître dans un assez grand nombre de cas où la rétraction s'est montrée en même temps que le rhumatisme, et a cessé sous l'influence des moyens

(1) Tirée du journal de médecine et de chirurgie pratiques, de M. Lucas-Championnière, année 1843.

auxquels a cédé celui-ci. Or voilà précisément ce qui s'est passé chez le sommelier (1).

A la suite d'un refroidissement qu'expliquent les exigences de la profession de cet homme, le poignet et le genou se sont pris presque simultanément. Au genou, l'arthrite a été assez intense pour qu'on y perçut la sensation d'un liquide fluctuant. Mais elle a été circonscrite, tandis qu'au poignet la phlegmasie s'est étendue aux tissus fibreux de l'avant-bras et de la paume de la main ainsi qu'au tissu cellulaire sous-jacent. Aussi y a-t-il en ces divers points douleur, chaleur, appel de fluides, lesquels se sont concrétés et ont formé, sur le trajet des appendices digitaux de l'aponévrose palmaire, des bourrelets saillants et durs. En même temps la peau s'est ridée dans le point correspondant au doigt médius; ce doigt s'est infléchi progressivement jusqu'à former un angle droit avec le troisième métacarpien; l'annulaire l'a suivi, puis enfin l'auriculaire a participé comme les deux autres doigts à ce mouvement de flexion forcée, mais à un moindre degré.

(1) Nous rapporterons tout-à-l'heure l'observation d'un cordonnier dont l'affection ne fait que corroborer l'opinion de M. Guérin.

Avec de pareils symptômes, il fallait se demander si c'était bien la rétraction signalée par Dupuytren, ou bien s'il y avait rétraction des muscles fléchisseurs. Or, dans ce dernier cas, le diagnostic est facile et il suffit, pour prononcer, de faire fléchir la main sur le poignet ; car alors, si l'on a affaire à une affection musculaire, les doigts retractés sont suceptibles d'un relâchement considérable, à moins d'adhérences des tendons aux gaînes, tandis que s'il s'agit d'une rétraction de l'aponévrose palmaire, quoi qu'on fasse les doigts restent fléchis d'une manière permanente.

On sait comment Dupuytren traitait cette maladie : il coupait les brides et prévenait le retrait des cicatrices au moyen d'une palette de bois plus ou moins serrée. C'est en effet ce qui convient dans les cas de rétraction ancienne, bien qu'à vrai dire on ne sache pas trop ce qu'on coupe en agissant ainsi. Mais lorsque la rétraction est récente, comme chez l'homme qui fait le sujet de cette observation, qu'elle est pour ainsi dire à l'état aigu et qu'à la tension de la bride aponévrotique se joint de la douleur à la pression et surtout une induration du tissu cellulaire ambiant, signe caractéristique de l'élément rhumatismal, M. Guérin conseille de ne pas opérer.

Il est prudent, suivant lui, d'employer préalablement un moyen qui, dans un grand nombre de cas de ce genre, lui a parfaitement réussi. Il s'agit tout simplement d'une enveloppe de bandelettes de diachylon imbriquées, de deux centimètres de largeur et de longueur suffisantes pour faire une fois et demie le tour de la main. Ces bandelettes, qui sont destinées à couvrir toute la région palmaire, sont renouvelées tous les deux jours, et on en continue l'emploi tant qu'elles paraissent influencer favorablement l'état du doigt.

Comment agit cette médication? c'est chose difficile à dire. Est-ce en favorisant l'absorption des liquides concrétés qui constituent l'induration? Cette hypothèse est admissible; mais, aux yeux de M. Guérin, le principal effet de cette enveloppe emplastique est de soustraire les parties malades au contact de l'air atmosphérique.

Quoi qu'il en soit, et sans sortir de l'observation du sujet dont nous venons de parler, nous dirons que la première application de bandelettes a été faite chez lui le 25 mars, que le 29 avril suivant la flexion avait diminué des quatre cinquièmes pour le médius, et qu'elle avait, à peu de chose près, disparu pour les deux autres doigts. Remarquons aussi que ce résultat coïncidait avec une amélioration notable des autres symptôme, tels que rougeur, douleur et tuméfaction à la main et à l'avant-bras. Devait-on s'arrêter en présence d'avantages si facilement obtenus? Non sans doute; car tout faisait espérer que, chez ce malade, la main reviendrait à son état normal sans autre médication que celle-ci; on a donc prescrit la continuation des bandelettes pendant quelque temps encore, et si leur action, contre l'espoir conçu, était impuissante à redresser complètement les doigts, M. Guérin a recours à l'incision des brides par la méthode sous-cutanée, opération qu'il pratiquerait alors dans des conditions les plus favorables qu'on puisse désirer.

—

Dans cette observation, la rétraction qui est récente est combattue avantageusement par l'emploi des bandelettes, et, sans aucun doute, la guérison s'ensuivra; mais je ne suis pas de l'avis de M. Guérin sur le mode d'action des bandelettes. Cet habile ténotomiste pense que leur principal effet est de soustraire les parties malades au contact de l'air atmosphérique. Elles ont agi, selon moi, par leur compression qui a aidé à l'absorption des liquides concrets, et qui a modifié favorablement l'influx nerveux des parties, ainsi que cela a eu lieu chez les malades qui font le sujet des observations précédentes.

Il est encore dit dans cette dernière que c'est parce que la rétraction est récente que les bandelettes ont été employées, et que si elle eût été ancienne, il aurait fallu recourir à l'opération que fit Dupuytren en pareil cas, c'est-à-dire couper les brides et prévenir le retrait des cicatrices au moyen d'une attelle de bois plus ou moins serrée. C'est une erreur de croire que la compression n'agirait pas aussi efficacement dans une rétraction ancienne que pour une nouvelle. On doit la préférer à celle de Dupuytren, même modifiée par M. Guérin, qui est très grave, et dans laquelle on ne sait pas parfaitement ce que l'on coupe, ainsi que le dit le rapporteur de cette observation.

Dans ces cas de rétraction de l'aponévrose palmaire, les muscles de l'avant-bras sont eux-mêmes contractés plus ou moins, que l'affection les ait atteints primitivement, ou qu'elle les ait gagnés secondairement. Il est bon, pour que la guérison soit plus prompte, de porter la compression jusque sur eux. Cependant nous avons vu, page 33, qu'il n'est pas nécessaire de comprimer tout un muscle contracté pour modifier sa contraction ; une portion, même son tendon, suffit.

Dupuytren a réussi, il est vrai, en coupant les brides seulement, sans s'occuper des muscles de l'avant-bras et de cet influx morbide que je dis être la cause des rétractions. Je répondrai à cela que les sections d'une partie peuvent en modifier l'influx nerveux, ainsi que celui de celles qui y tiennent, même de loin. On peut dire encore qu'après la dissection il y avait application d'une attelle plus ou moins serrée, au moyen d'un bandage qui faisait bien la compression.

SIXIÈME OBSERVATION.

« Une jeune fille de dix ans qui avait le cou tourné depuis l'âge de sept ans, et à qui cette difformité était survenue peu à peu sans cause manifeste, fut conduite par sa mère pour voir un feu d'artifice. Les fenêtres de la maison où elles se rendirent étaient tellement disposées, qu'on ne pouvait voir le feu que de côté, et ce côté n'étant pas celui vers lequel la jeune personne, qui était extrêmement curieuse, avait la liberté de regarder, elle fit des efforts si violents pour se retourner vers l'endroit où était le feu, qu'il lui semblait qu'on lui enlevait la tête de dessus les épaules ; mais l'envie de satisfaire sa curiosité lui fait tout surmonter, et à chaque fois qu'elle entend parler de quelque fusée, ou le peuple faire des exclamations, elle redouble ses efforts pour regarder ; enfin, elle fait tant, qu'avant la fin du spectacle elle tourne le cou avec peu de peine à droite et à gauche, ce qui lui devint plus facile de jour en jour. » (*L'Orthopédie*, t. 1er, p. 95.)

Cette observation prouve que la rétraction,

quoique datant de trois ans, n'était que nerveuse; qu'il n'y avait pas de transformation d'organisation musculaire, et qu'il est souvent difficile de savoir à quelle époque ce changement dans les tissus s'opère.

SEPTIÈME OBSERVATION (1).

Chez un jeune soldat venu à l'infirmerie de Turnhout, il existait une ankylose depuis sept mois, survenue à la suite d'une tumeur blanche dont on avait heureusement arrêté les progrès. La jambe formait avec la cuisse un angle droit, de manière à empêcher l'usage de ce membre. L'absence de toute douleur et le gonflement peu considérable de l'articulation m'ayant fait supposer, dit le docteur Lutens jeune, qu'il n'y avait plus de travail inflammatoire dans la partie, et que l'infirmité du malade provenait de la rétraction des fléchisseurs et de la raideur des ligaments de l'articulation, qui avait été conservée dans une immobilité parfaite pendant toute une année, je jugeai convenable d'employer un moyen mécanique dont voici la description : j'appliquai derrière le creux du jarret une attelle en bois de chêne, concave, de la longueur d'un pied, et bourrée à ses deux extrémités, de sorte qu'elle appuyait d'un côté sur le mollet et de l'autre sur la par-

(1) Extraite des Annales de la Société des sciences médicales de Bruxelles.

tie moyenne et postérieure de la cuisse. La partie antérieure du genou fut recouverte d'un coussinet creux à sa face postérieure pour recevoir la rotule, de manière à empêcher tout glissement de cet os. Autour du genou, en y comprenant toutes ces pièces d'appareil, je plaçai un tourniquet dont je remplaçai le ruban par une forte courroie de cuir, et dont le corps reposa sur le coussinet de la rotule.

En rapprochant les deux extrémités au moyen de quelques tours de vis, je produisis une extension de la jambe sur la cuisse, d'abord modérée, ensuite de plus en plus forte. Ce moyen extensif fut appliqué pendant un mois entier, et le redressement de la jambe fut complet; mais comme les muscles extenseurs et les ligaments articulaires n'avaient pu acquérir leur élasticité normale, je fus obligé de placer, pendant quelque temps encore, une simple attelle postérieure, pour empêcher la flexion subite de la jambe. Cet homme est sorti de l'hôpital, marchant avec facilité et sans soutien.

M. Lutens jeune a également réussi, par l'emploi de la même machine, chez un autre soldat qui était dans des circonstances à peu près semblables.

HUITIÈME OBSERVATION.

M. Roquier, professeur au collége de Valognes, âgé de trente-huit ans, d'une constitution délicate, étant à la campagne, il y a à peu près vingt-cinq ans, courut avec un de ses amis à qui arriverait le premier à un but indiqué. M. Roquier, en y arrivant, tomba sur les genoux; il se releva avec une forte douleur dans le genou gauche, où il se déclara une vive inflammation, qui fut traitée par les anti phlogistiques, les révulsifs, tels que vésicatoires, moxas, etc. Pendant le traitement, qui dura plusieurs mois, le membre malade avait été laissé dans la demi-flexion, de sorte que la jambe faisait un angle droit avec la cuisse. Les douleurs ayant cessé, ce professeur qui fut considéré comme guéri (1), s'en alla à la campagne,

(1) C'était une mauvaise guérison. C'est un de ces cas qui ont fait dire à M. Malgaigne « qu'après les guérisons les plus assurées, il est curieux encore d'étudier les conséquences de chaque opération, soit sur les organes ou les fonctions, soit sur la vitalité générale de l'opéré. Toute observation qui ne va pas jusque-là doit être réputée incomplète, et c'est un champ presque tout nouveau qui s'offre à la chirurgie de nos jours. » (*Manuel de médecine*

où un médecin du voisinage vit son genou. Ce confrère fut frappé de la mauvaise position que l'on avait laissé prendre au membre pendant la maladie qui venait de l'affecter. Il aurait fallu le faire tenir constamment allongé, afin qu'une ankylose survenant, il pût servir à la station et à la progression moins difficilement (1). Il fit placer la jambe courbée sur un plan horizontal et solide, puis mit une courroie sur le genou ankylosé, aux bouts de laquelle étaient suspendus des poids d'une certaine pesanteur. Ce moyen, le plus simple que l'on pût imaginer pour remplir le but que l'on se proposait, avait déjà redressé la jambe assez pour que M. Ro-

operatoire, par J.-F. Malgaigne, professeur agrégé à la Faculté de Paris, 4e édition.)

(1) C'est une précaution encore trop souvent négligée. Pendant le peu de temps que j'ai eu l'occasion d'aller à l'Hôtel-Dieu, j'ai été à même d'entendre M. Blandin faire cette remarque à ses nombreux élèves, dans son cours de clinique; et, en suivant sa visite, j'ai été témoin des soins qu'il met à empêcher ces rétractions des membres, qui surviennent à la suite des coxalgies, des douleurs rhumatismales, etc. Ce professeur fait attacher ses malades dans une position allongée, jusqu'à ce que les contractions spasmodiques des membres aient cessé. Nous avons remarqué que les malades, loin d'en souffrir davantage, ne s'en trouvent que mieux dès le lendemain.

quier pût marcher facilement, en touchant le sol du bout du pied, lorsqu'il cessa le remède orthopédique.

Au mois de juin 1841, ce professeur vint me consulter pour savoir si je ne pourrais point, sinon lui faire disparaître, du moins lui diminuer l'infirmité qu'il avait depuis si longtemps. Je tins compte de ce fait important, que ce fut seulement après que les symptômes inflammatoires eurent cessé et après que l'arthrite traumatique du genou eût cédé aux médications, que l'on parvint à redresser la jambe jusqu'à un certain point, et avec un moyen peu énergique; je songeai qu'il ne pouvait pas y avoir ankylose, et que si elle est restée ainsi, c'est par la rétraction des muscles qui agissent sur l'articulation du genou, rétraction qui a déjà été diminuée par un simple moyen, auquel elle aurait cédé tout-à-fait s'il eût été continué. Les os de cette partie ne présentaient rien d'anormal; le condyle interne du fémur était plus saillant et paraissait plus gros; mais cela tenait à une légère déviation en dedans. J'essayai donc de la compression aidée de l'extension; je comprimai, au moyen du bandage roulé, le pied, la jambe et la cuisse, assez fortement pour que le malade sentît battre les artères dans les parties comprimées ; puis je le fis placer sur une planche qui allait du pied jusque sous le bassin. Je marquai sur cette planche la distance qui se trouvait alors entre le grand trochanter jusqu'au talon ; cette opération se faisait dans la matinée. Le soir je fis replacer M. Roquier sur la planche, le grand trochanter étant bien vis-à vis de la ligne tracée le matin, le talon dépassait la marque du matin de plusieurs centimètres. Je passai sous la planche le centre d'une large courroie en laine, dont je ramenai les chefs sur le genou ankylosé, et puis les dirigeai de nouveau par dessous la planche, où je les nouai après avoir fortement tiré dessus. Le membre s'allongea encore d'un demi-centimètre pendant cette traction. Le malade, après être resté ainsi sur la planche pendant cinq à six heures, la quitta et conserva le bandage roulé. — Il fut surpris de sentir son talon toucher le sol comme cela ne lui était jamais arrivé depuis sa chute sur les genoux. Il conserva ainsi ce bandage jour et nuit pendant quelque temps; il le resserrait lui-même très adroitement, lorsque c'était nécessaire, et il se plaçait de temps en temps sur la planche pour pratiquer l'extension. Il n'y avait pas un mois qu'il faisait ce traitement, que sa jambe s'était allongée de quatre centimètres.

Il fut alors obligé de faire plusieurs voyages assez longs, dans un desquels sa bande le gênait tellement qu'il la quitta et ne la reprit plus depuis.

J'examinai attentivement les muscles du membre fléchi depuis un espace de temps considérable; ils me parurent dans le même état que ceux du membre opposé. Je ne pus leur trouver cette nature fibreuse que les ténotomistes disent rencontrer dans les muscles qui sont depuis longtemps rétractés, comme chez le sujet de l'observation précédente. Mais je suppose que cette transformation ait eu lieu, la compression était encore bonne à faire, parce qu'elle soustrayait les muscles à leur tension continuelle, que l'on dit être la cause qui les empêche de revenir à leur état charnu et contractile (1). Elle

(1) Serait-ce à cette transformation fibreuse des muscles que l'on doit l'impossibilité où l'on est souvent de réduire les anciennes luxations? Ne serait-il point avantageux de commencer par établir, et continuer pendant un espace de temps plus ou moins long, une forte compression sur les membres ainsi luxés, avant que d'en tenter la réduction? Et dans les luxations récentes, lorsqu'elles sont entourées de

aurait rempli le but que se proposent seulement ceux qui font la section des tendons. Mais à mes yeux elle en a un autre dont nous avons entre-

muscles contractés spasmodiquement, d'une manière quelquefois insurmontable, ou bien lorsqu'un très grand nombre de muscles agissent sur les parties déplacées, ou bien encore lorsqu'une de ces parties n'offre pas assez de prise pour établir une puissance extensive, comme aux doigts du pied et de la main, ne conviendrait-il point de faire, dans ce cas, avant les tentatives de réduction, une forte compression sur les muscles, dont la résistance est la seule cause d'opposition au replacement des parties dans leur lieu ordinaire? Voici un fait que j'ai à rapporter. Le 21 juillet 1841, Charles Couppey, fermier à Négreville, conduisait sa voiture, chargée de planches de sap, qu'il venait apporter à Valognes. Son domestique était assis sur la charretée de planches et à l'avant, lorsqu'en entrant dans cette ville, il tomba pendant un mouvement brusque que fit la voiture. La hauteur était d'environ deux mètres et demi. Il ne fut point touché par la roue, cependant il ne put se relever. Les personnes qui vinrent pour lui porter secours, voyant les douleurs qu'elles lui occasionaient en le remuant, le laissèrent à la place et m'envoyèrent chercher. Je me rendis au lieu de l'accident. Je trouvai cet homme roulé en demi-cercle sur le côté gauche; le membre inférieur droit paraissant plus court que le gauche, et présentant une forte saillie à sa partie antérieure et supérieure. Je crus à une fracture du fémur en cet endroit; j'ordonnai donc de transporter le blessé chez lui, où j'allai l'accompagner pour lui poser un appareil. On lui fit tenu nos lecteurs. Il est certain que la guérison aurait eu lieu chez ce malade, si l'on en juge par l'allongement déjà obtenu. J'ai regretté qu'il

faire, dans une petite charrette, le trajet, qui pouvait être d'un kilomètre. Lorsqu'on l'eût déposé dans la maison, sur un matelas placé par terre, je le déshabillai. Je reconnus alors qu'il n'y avait pas de fracture du fémur, mais bien une luxation de cet os en haut et en dehors. Le membre était porté dans l'adduction, raccourci; c'était à la présence du grand trochanter, amené en avant et en haut, qu'était due cette saillie que j'avais trouvée à travers le pantalon.

L'on sait quels appareils de force il faut déployer pour réduire une luxation coxo-fémorale, et ces puissants moyens ont quelquefois besoin, pour réussir, du concours d'autres moyens propres à diminuer la puissance, la résistance des muscles. Des saignées abondantes, les bains chauds, les anti-spasmodiques à l'intérieur et à l'extérieur, les narcotiques, ont été employés pour remplir ce but; eh bien, voici comment je réduisis cette luxation. J'entourai le membre luxé d'un bandage roulé, fortement serré, qui, partant du pied, venait se terminer jusque contre le bassin; puis le malade, resté en place, fut saisi au-dessous des aisselles par deux hommes que je chargeai de faire la contre-extension, pendant que deux autres tirèrent sur un drap plié en cravate autour de l'articulation tibio-tarsienne. Les tractions ne duraient pas depuis une minute, lorsque je pus faire la coaptation. Les assistants et le patient entendirent, comme moi, le bruit assez fort que fit la tête du fémur en allant frapper le fond ait cessé mon traitement, alors que je m'occupais de lui faire faire une machine à extension plus commode que celle dont il se servait.

de la cavité cotyloïde. Je suis convaincu que la compression que je fis préalablement du membre luxé m'aida beaucoup dans cette opération.

NEUVIÈME OBSERVATION.

M. le docteur Trappe, médecin du bureau de Charité du douzième arrondissement, m'a adressé un malade nommé Binaudel, cordonnier, demeurant rue de Versailles-Saint-Victor, n° 2. Cet homme, âgé d'une trentaine d'années, est d'une chétive constitution ; il est logé dans une chambre sombre et humide, et père d'une nombreuse famille qu'il a grand' peine à nourrir. Il a eu souvent des douleurs rhumatismales. Il en a maintenant qui durent depuis un an environ. Après avoir siégé dans le poignet droit, elles ont gagné la main, puis les doigts, en commençant par l'auriculaire, d'où elles sont passées dans l'annulaire, puis le médius. Aujourd'hui elles sont fixées dans l'indicateur. Ce doigt est gonflé, plus chaud que les autres et rude dans ses articulations ; le pouce est sain ; les muscles de l'avant-bras sont plus durs que dans l'état normal ; la main, sur laquelle on sent les tendons qui y passent raides et tendus, est visiblement tirée dans l'adduction sur l'avant-bras ; les trois derniers doigts de cette main, qui se tiennent constamment un peu fléchis, sont portés en dehors ; le malade peut les faire mouvoir dans deux sens : il les fléchit un peu, puis les étend, mais il lui est impossible de les porter en dehors ; ils restent constamment collés les uns contre les autres par leurs faces latérales. Lorsque l'on tire le médius vers l'indicateur, et puis qu'on le lâche, il va frapper fortement l'annulaire, qui se conduit également si on le soumet à la même épreuve. Lorsque l'on fléchit l'auriculaire sans toucher à l'annulaire, celui-ci, obéissant à cette rétraction en dedans, dont il est atteint, va chevaucher sur l'auriculaire, et ainsi du médius.

J'ai comprimé, au moyen d'un bandage roulé, chacune de ces parties malades, y compris le pouce, l'indicateur et l'avant-bras, et aussitôt il a été impossible aux doigts médius, annulaire et auriculaire d'aller en dedans, comme ils le faisaient auparavant. Ainsi comprimée, la main était facilement replacée droite sur l'avant-bras. Ce bandage n'a été appliqué que quelques instants, parce qu'il aurait empêché ce pauvre homme de travailler. Il attend, pour que je le lui remette, qu'il en soit complètement empêché par la rétraction de l'indicateur, qui ne se fera pas attendre longtemps. Je suis convaincu

5

d'avance que ce moyen, employé pendant moins d'un mois, lui donnera de nouveau la liberté des mouvements dans sa main.

L'homme dont il vient d'être parlé a été vu par plusieurs médecins, qui l'ont considéré comme atteint d'une rétraction de l'aponévrose palmaire. Sa maladie, du reste, a, par sa cause rhumatismale et sa marche, beaucoup de ressemblance avec celle qui fait l'objet de l'observation empruntée à la clinique de M. Guérin, et dont il a été question à la page 33. On les appellera l'une et l'autre *rétraction de l'aponévrose palmaire*, mais pour moi il est évident que ce sont deux affections spasmodiques des muscles de l'avant-bras, avec adhérences de leurs tendons. Les membranes aponévrotiques, pas plus que le reste du système fibreux, ne peuvent être seules atteintes d'une rétraction, parce que la rétraction entraîne nécessairement, chez les organes qui en sont le siége, la faculté contractile, et cette faculté manque à ce système. Les membranes aponévrotiques peuvent être le siége de liquides concrétés qui gênent et empêchent même les mouvements des parties qui doivent jouer au milieu d'elles; elles peuvent elles-mêmes se raccourcir un peu sous l'influence du travail inflammatoire qui a occasioné la concrétion des liquides qu'elles sécrètent; mais elles ne se rétractent pas; et lorsqu'il y a une grande diminution de longueur dans les tendons, elle vient toujours des parties contractiles. Dans les rétractions de la main ou des doigts, il y a toujours contraction spasmodique des muscles, compliquée ou non d'adhérence des tendons.

Voici un exemple de rétractions anciennes des muscles sans adhérence des tendons. Un de mes amis, pharmacien dans une ville de province, eut, étant encore enfant, un abcès à la face antérieure et supérieure de l'avant-bras gauche. Un médecin en fit l'ouverture par un coup de bistouri. Après l'opération, M. X. souffrit beaucoup dans le membre malade, qu'il porta longtemps suspendu à son cou, dans un mouchoir plié en triangle. Lorsqu'il commença à se servir de la main qui était restée constamment fermée dans le mouchoir pendant la maladie de l'avant-bras, il ne put redresser tous ses doigts. Le médius resta infléchi d'une manière permanente, comme il l'est encore maintenant. La première phalange est droite sur le métacarpe, les deux autres sont courbées sur elle à angle droit. Lorsque M. X. veut les redresser comme la première, il a besoin d'employer un moyen spécial : il fléchit la main sur la face antérieure de l'avant-bras. Par ce mouvement, il diminue la distance du coude au bout des doigts, et les faisceaux musculaires rétractés, raccourcis, peuvent, avec leurs tendons, la parcourir. S'il redresse la main, le médius plie dans son articulation phalangienne. Ce pharmacien, qui a beaucoup de connaissances en médecine, attribue sa petite infirmité à la blessure qu'aurait faite le bistouri de quelques-uns des filets nerveux qui se distribuent aux muscles fléchisseurs des doigts, blessure qui aurait amené en définitive la rétraction.

Il serait encore inutile de faire la section des tendons pour guérir cette rétraction, comme sans doute le penseraient quelques chirurgiens. La compression détruirait l'état spasmodique des faisceaux musculaires, qui s'allongeraient assez pour permettre au doigt malade de retrouver l'étendue de tous ses mouvements. Si l'on objectait qu'ici il ne doit plus y avoir de rétraction ni de contraction spasmodique qui ont pu exister durant un certain temps; mais que maintenant les fibres qui fléchissent le médius sont dans un état normal, sous le rapport de leur vitalité et de leur organisation, et qu'il est inutile de faire la section ou la compression de leurs tendons, dans le but de changer une prétendue maladie qu'ils n'ont pas, je laisse aux ténotomistes le soin de répondre pour leur système; quant à moi, je dirai que lors même que les muscles seraient sains, ainsi qu'on le suppose, une forte compression prolongée pourrait en appauvrir la force de contraction au point de céder à une extension plus grande que ses fibres n'auraient pu le faire auparavant. La compression des muscles peut les amener à un état de relâchement extraordinaire, comme le font certaines maladies débilitantes ou les effets de l'âge. Les vieillards se courbent en avant lorsque le muscle sacro-spinal n'est plus pénétré de cette force contractile qu'il avait jusqu'aux derniers temps de la vie. J'ai vu une maîtresse d'école de village dont le relâchement des muscles de la région postérieure du cou laissait tomber le menton jusque sur le sternum, où il demeurait tout le temps qu'on ne le relevait pas. Lorsque la personne ainsi infirme voulait regarder un objet en face, d'un côté ou d'un autre, elle prenait son menton dans une main et levait ainsi sa tête, qu'elle tournait de côté si elle avait besoin d'y porter les regards; l'autre main, pendant ce temps, aidait ces mouvements, en faisant le point d'appui sous le coude.

M. Delpech, dans son ouvrage *De l'orthomorphie par rapport à l'espèce humaine,* rapporte l'histoire d'un homme dont l'allongement des ligaments était tel que la jambe pouvait être fléchie en avant sur la cuisse, jusqu'à former avec celle-ci un angle moindre que l'angle droit. Ici, comme dans tous les cas de diastase des articulations, on a certainement trop tenu compte de l'extension des ligaments et pas assez de celle des muscles. Cependant M. Bouvier, un des rédacteurs du *Dictionnaire de médecine et dec hirurgie pratiques,* conseille bien de s'occuper de rendre aux muscles la force qu'ils ont perdue dans ces sortes d'affections. Je le répète donc, les muscles sont susceptibles d'un allongement extraordinaire, ainsi que nous le prouvent certaines maladies. L'on peut, au moyen de la compression, agir sur eux de manière à amener le même résultat.

La longueur des muscles dépend en grande partie de leur puissance contractile. Lorsque l'on a fait l'application de la ténotomie au strabisme, et qu'en coupant un ou plusieurs des muscles des yeux on est parvenu à donner à ces derniers une position et des mouvements convenables, c'est parce que l'opération a modifié l'influx nerveux morbide qui affectait ces organes du mouvement, et non parce qu'ils étaient trop courts et qu'après être coupés ils ont permis à leurs antagonistes d'amener l'œil à sa position normale; car on sait que beaucoup de louches peuvent le faire, mais seulement par instants trop courts et vaguement, sans l'accorder avec l'œil sain. M. Bouvier présenta, il y a deux ans, à l'Académie royale de médecine l'orbite d'une femme de quatre-vingt-deux ans qui succomba dans son service à la Salpêtrière sans avoir subi l'opération. Cette femme portait depuis son enfance un strabisme divergent. Eh bien, le muscle droit externe était aussi mou et aussi long que le droit interne. Le strabisme de cette personne était donc dû à un état spasmodique du muscle droit externe, lequel état avait cessé avec le principe de vie qui l'animait. Cette affection n'avait donc pas une cause mécanique. Le docteur Crommelinck qui, un des premiers, a fait connaître l'application de la ténotomie comme remède au strabisme, dit que les malades qu'il a opérés étaient atteints d'un strabisme *spasmodique*. Mais, je le répète, faut-il couper nécessairement des muscles ou leurs tendons pour détruire chez eux une vitalité morbide, un spasme, une mauvaise habitude, une rétraction permanente, comme on voudra l'appeler?

Dans le bégaiement, je ne puis non plus voir que les cures citées par les opérateurs tiennent au débridement de la langue, à la plus grande liberté de mouvement que l'opération lui donnerait. Quelquefois la section de la muqueuse qui recouvre les génioglosses a produit seule de l'amélioration, qui a été également procurée en coupant une petite quantité des fibres de ces muscles. D'autres fois, la section complète de ces derniers n'a eu aucun résultat. M. Dieffenbach croit que le bégaiement vient de ce que les bègues ne peuvent appliquer la langue contre le palais, et pour détruire cette cause tout-à-fait mécanique, il coupe toute la langue, excepté la membrane muqueuse de la partie supérieure. Mais la grande opération du chirurgien de Berlin mérite-t-elle le nom de ténotomie, ou plutôt ce nom lui est-il applicable? Ne se passe-t-il point autre chose qu'un débridement en agissant ainsi? Il est aussi difficile de prouver que ce puissant remède a agi d'une manière mécanique seulement, qu'il est impossible de démontrer que le mal tenait à une cause mécanique; car que de raisons on aurait à apporter pour détruire ce principe. Si elle était mécanique, les personnes atteintes de cette affections bégaieraient dans toutes les circonstances, et il n'en est pas ainsi : certains bègues sont des jours entiers sans bégayer; tel bègue parle facilement devant un public nombreux, tel autre au contraire ne peut y prononcer un mot. Nous en connaissons qui déclament et lisent des vers sans hésiter, ce qui n'aurait pas lieu si le bégaiement reconnaissait une cause mécanique. Voici un fait qui prouve que la langue peut être très gênée dans ses mouvements, être loin de pouvoir toucher le palais, sans cependant entraîner le bégaiement. Le 23 juillet 1841, je fus appelé à Magneville, près Valognes, pour voir le nommé Jean Lanque, qui était malade; je trouvai cet homme atteint d'un érysipèle à la face. Lui ayant demandé de faire sortir sa langue, je ne fus pas peu surpris de ce qu'il ne pouvait le faire. Il était peu malade, et, jouissant de toutes ses facultés intellectuelles, il ne devait nullement hésiter à la sortir un peu. Mais voici ce qui se passait : ayant la bouche ouverte et voulant avancer la langue, la pointe de celle-ci restait derrière les dents et sa face supérieure et moyenne venait se présenter sur ces mêmes dents, convulsivement et plusieurs fois dans un court intervalle de temps; c'était comme par ondulations successives. Une membrane naissant à la pointe de la langue, au niveau de sa face supérieure, et se continuant jusque sous sa face inférieure, tenait cette pointe appliquée contre la gencive dans toute la hauteur de celle-ci. Jean Lanque ne bégayait nullement; les personnes de sa maison et du voisinage qui se trouvaient là me dirent qu'ils ne l'avaient jamais entendu bégayer. Il était cependant véritablement incapable de faire toucher sa langue au palais.

Cette observation combat victorieusement le système de M. Dieffenbach. Il n'est pas du reste plus fondé que celui du docteur Wearsley, en Angleterre, qui donne aussi une cause mécanique au bégaiement. Ce chirurgien prétend qu'il provient de la difficulté que l'air éprouve à pénétrer dans le larynx. Pour faire disparaître cette difficulté, il retranche la luette et quelquefois les amygdales, et il a souvent réussi. On ne pourra pas dire ici que c'est parce qu'il y a débridement; mais lorsque l'opérateur anglais a eu des succès, cela a été par la même cause que celle qui guérit les malades opérés par M. Dieffenbach ; c'est parce que l'impression que l'opération a faite sur les malades et la perte de sang qui a eu lieu dans le voisinage de l'organe de la parole par le procédé anglais, et dans l'organe même par la section du chirurgien de Berlin, apportent une perturbation assez grande pour détruire un état spasmodique de la langue. Cette perturbation doit sans doute être obtenue plus souvent par celui qui coupe les génioglosses, que par celui qui retranche la luette et même les amygdales. Cette perturburation ou, ce qui est la même chose, la guérison, doit encore arriver plus souvent par la section à peu près complète de la langue ; et c'est ce qui a lieu. Toutes les opérations du docteur Dieffenbach ont été suivies d'un succès complet; les autres opérateurs ne peuvent se flatter d'un pareil résultat. C'est donc parce que l'opération de la ténotomie change l'influx nerveux, l'état spasmodique des parties, qu'elle guérit quelquefois le strabisme ou le bégaiement.

Il serait à désirer que l'on pût employer la compression sur tous les organes dont les muscles sont ainsi affectés. C'est un moyen plus rationnel que la section : il s'attaque plus directement au mal, qui est un véritable spasme, qu'il éteint et qu'il détruit. Mais comment le mettre en usage dans tous les cas ; dans le bégaiement, par exemple ? Cependant n'était-ce point un mode de compression qu'employait Démosthènes pour combattre cette infirmité ? Tout le monde sait qu'il mettait de petits cailloux dans sa bouche, puis s'exerçait à parler tout haut en gravissant des montagnes, ou en parcourant les bords de la mer lorsqu'elle était agitée, tâchant alors de dominer par sa voix le bruit des flots. D'orateur d'abord insupportable, il devint par la suite, grâce à son remède, l'homme qui ait porté l'art de la parole le plus haut qu'il puisse atteindre.

FIN.

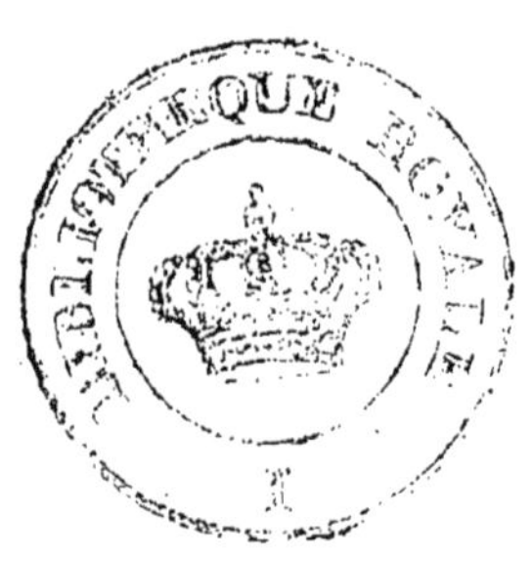
BIBLIOTHÈQUE ROYALE

TABLE.

TABLE.

www.ingramcontent.com/pod-product-compliance
Ingram Content Group UK Ltd.
Pitfield, Milton Keynes, MK11 3LW, UK
UKHW022104170726
13837UKWH00003B/1069